AVIS AU PUBLIC

SUR L'USAGE

DU BRIS D'AVOINE,

Comme aliment aussi sain et plus économique que le Pain ordinaire.

PUBLIÉ,

PAR ORDRE DU COMITÉ MUNICIPAL DE METZ,

PAR M. WACQUANT,

Correspondant de la Société Royale de Médecine de Paris, Médecin de l'Hôpital militaire et des Pauvres de la ville de Metz.

A METZ,

DE L'IMPRIMERIE DE J. B. COLLIGNON.

1790.

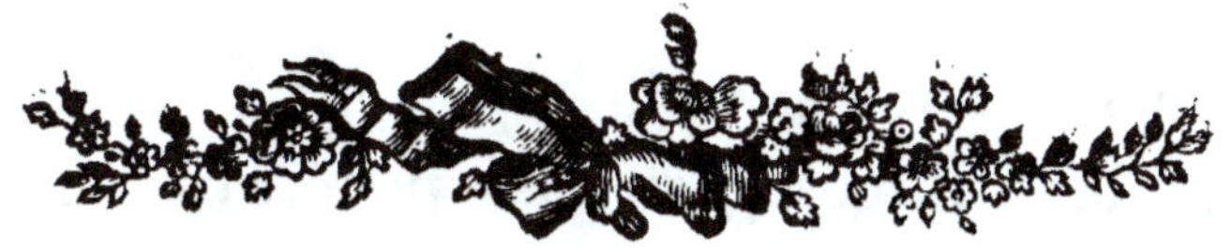

AVIS AU PUBLIC

Sur l'usage du BRIS D'AVOINE *, comme aliment aussi sain, et plus économique que le pain ordinaire.*

Salus populi suprema lex esto.

DANS un temps, où le prix excessif des subsistances, et l'éloignement des récoltes ajoutent à la détresse publique, les hommes sensibles s'imposent plus que jamais le devoir d'adoucir la misere du peuple; mais tous ne peuvent goûter cette satisfaction par les mêmes moyens. Les uns font le sacrifice d'une partie de leurs revenus; les autres appliquent leur industrie à découvrir des ressources écono-

A

miques ; d'autres enfin, portent le calme chez les affligés, en les pénétrant des charmes consolans de l'espoir.

Heureux celui à qui il est donné d'acquitter, fous tous ces rapports, une dette aussi facrée ! il éprouve la jouissance la plus douce, la plus pure qui puisse entrer dans le cœur humain.

Journellement rapproché de l'indigent par mon état, je fens combien plus efficacement je le foulagerois, fi, aux fecours de l'art, je pouvois ajouter celui d'un aliment falubre et économique. Pour atteindre à un but fi desirable, j'ai d'abord examiné les fubstances les plus propres à être fubstituées au pain ordinaire, dans les temps de disette. Les principales font les fuivantes :

1°. Le pain de *Pommes de terre.*

Son usage qui a été répandu par le zele patriotique de M. *Parmentier*, a rendu des fervices très-économiques pendant plusieurs années : mais dans le temps présent, il ne peut être de la même utilité. La pomme de terre est rare et chere dans notre province. Pour en fabriquer le pain , il faut parties égales de ſa pulpe et de farine de froment ; celle-ci étant elle-même très-coûteuse , feroit disparoître tout l'avantage qu'avoit autrefois la modicité du prix de cet aliment. Il est vrai que ce même physicien est parvenu à le préparer ſans mêlange de farine, c'est-à-dire , avec parties égales d'amidon de pommes de terre , et de ſa pulpe , et un demi-gros de ſel ſur chaque livre de mêlanges. Ce procédé, quoique ſimple , paroît compliqué aux yeux des gens de campagne, et au-dessus de leur intelligence (1). On ne ſauroit trop regretter de ce que ces motifs empêchent de recourir à un pain aussi agréable , aussi ſain.

2°. Le *Pain économique* du Bailli de *Wiednewed.*

Il a remplacé avec ſuccès le pain

____

(1) *Recherches ſur les végétaux nourrissans,* pag. 137 , 141 et ſuivantes.

A 2

ordinaire dans un canton de l'Électorat de Saxe, appellé *Westerwal*. On le compose avec un mêlange de farine d'orge, d'avoine, de vesces blanches et vertes, de grosses et petites féves (2) ; mais cette derniere espece de légumes n'est point assez commune pour pouvoir être généralement employée à cet usage ; d'ailleurs l'orge est actuellement très-chere, ainsi que les féves ; de sorte que ce pain, quoique passable, feroit encore assez coûteux. Dans le regne végétal il est bien des substances avec lesquelles on feroit du pain, mais sans beaucoup d'utilité. Tel est celui qu'un particulier de Besançon a préparé avec la farine de graines d'épinards : on le dit excellent ; l'expérience n'est que curieuse.

3°. Le pain d'*Avoine.*

Il est tout à la fois désagréable, pe-

---

(2) *Encyclopédie méthodique, premier vol. des arts et métiers, art du Boulanger,* page 263.

sant (3) et trop cher pour ce qu'il vaut.
M. *Parmentier* dans son *mémoire sur le maïs* (4), s'éleve contre l'usage du pain d'avoine, dont l'aspect et le goût, dit-il, révoltent les sens.

4°. Le pain de *Châtaignes*.

On pourroit, dans les provinces, où la châtaigne est commune, en fabriquer du pain, comme dans la Corse, les Cévennes ; mais les essais que M. *Parmentier* en a faits, n'étant point satisfaisans, quoiqu'il ait suivi le procédé usité en Corse, je crois qu'il faut s'en rapporter à lui (5).

5°. Le pain de *Glands*.

Dans quelques contrées de l'Afrique

____

(3) *Jacquin*, dans son livre *de la santé*, assure que le pain d'avoine est très-pesant ; il en dit autant de celui d'orge, il croit que celui de sarrasin l'est moins. pag. 105.

(4) *Mémoire sur le maïs, couronné en 1784, par l'académie royale des sciences de Bordeaux,* page 139.

(5) *Traité de la châtaigne.*

et de l'Amérique , on prépare du pain avec des glands. M. *Parmentier* rapporte qu'on y a eu recours en 1709 , ainsi que dans les dernieres guerres d'Allemagne : on le dit lourd et désagréable.

6°. Le pain de *Maïs*.

Il ſe fait, ou avec mêlange de farine de froment , ou ſans mêlange. Il résulte des recherches que M. *Parmentier* a faites et publiées ſur cet objet , que la farine de ce bled , dit *de Turquie* , « manque du » liant et de cette glutinosité ſi bien » caractérisée dans le froment , ſi essen- » tiels à la fermentation de la pâte et à » la bonne qualité du pain (6) ». Cependant on prépare avec le maïs des boissons fermentées , une espece de bierre , des gruaux , de la bouillie , de la galette , du pain ; mais ce dernier , gros , compact , est aussi véritablement une galette , qui ne peut convenir à des peuples habitués au pain levé.

------

(6) *Mémoire cité ſur le maïs* , pag. 161.

7°. Le *Riz économique.*

Le Gouvernement en a fait publier, en 1769, la recette approuvée par la faculté de médecine de Paris ; il est composé de riz, de pain blanc, de carottes, de navets, de citrouilles, de beurre, de fel et de fuffisante quantité d'eau ; les deux premiers de ces objets font trop chers pour le temps présent ; j'obferverai en outre que cette recette dépense beaucoup de bois. Il faut allumer le feu la veille du jour où on veut que l'aliment foit préparé ; il ne feroit économique fous ce rapport, qu'autant qu'on en feroit une grande quantité à la fois. Le pauvre ne peut donc gueres en user que par la bienfaisance du riche,

Quand bien même les différens pains dont je viens d'exposer la nature, feroient beaucoup moins coûteux que celui de froment, ils auroient toujours, fur-tout étant de médiocre qualité, le grand inconvénient de ne point fuffire à la nourriture. L'homme le plus misérable ne peut , fans altérer fa fanté , fe borner long-temps au pain et à l'eau ; il lui faut au moins des légumes, ou quelques autres fubstances douces, mucilagineuses, propres à favoriser la digestion d'un pain fouvent trop fec et trop dénué de parties nutri-tives, pour fournir feul un bon chyle (7).

Ces réflexions m'ont conduit à desirer de réunir, dans l'aliment à fubstituer au

---

(7) Les expériences faites fur les bleds de 1789 , prouvent qu'ils contiennent à proportion moins de ces parties extractives , fucrées et amylacées qui constituent principalement la matiere nutritive , qu'on n'en a trouvées dans les bleds des années précédentes. Quelques physiciens ont cru que la matiere glutineuse du froment étoit la partie essentiellement nour-rissante ; mais depuis qu'on l'a cherchée en vain, dans les autres graminés, les légumineux, les racines potageres qui abondent cependant en parties nutritives, on attribue particuliére-ment cette qualité à l'amidon des farineux. C'est aussi le fentiment de M. *Parmentier. Recherches fur les végétaux , nourrissans ,* p. 74 , 75 et 76.

pain , les avantages fuivans : ceux d'être tout à la fois agréable , économique , commun , fuffisant pour la fubsistance , et incapable de disposer à aucunes maladies. Je ne connois dans les circonstances actuelles , qu'une fubstance apte à remplir ces conditions , c'est le *Bris d'avoine.*

Le *Bris d'avoine* est une forte de gruau qui s'obtient par un procédé particulier , dont je donnerai ci-après la méthode. Elle n'est point difficile à exécuter ; mais tous les moulins n'y font pas propres. Comme l'art consiste principalement à briser grossiérement l'avoine , il faut pour réussir, que le moulin foit , ce qu'on appelle, *battu de vieux ,* la meule légere, plus foulevée que pour faire la farine , et mue par une impulsion moins vive. Ces précautions font cause que les petits moulins , ceux fur-tout des petites rivieres , ou des ruisseaux , conviennent mieux à cette opération. J'en ai fait tout récemment l'expérience.

J'ai exposé à l'action d'un moulin de

Metz, préparé selon la méthode indiquée,
une demi-quarte d'avoine, que j'avois pré-
liminairement soumise à la dessiccation (8)
nécessaire pour en favoriser l'excortica-
tion ; mais une partie a été réduite en farine, et l'autre ne s'est point trouvée assez
brisée pour former le *Bris*. J'ai au contraire parfaitement réussi dans un petit
moulin situé à Briey. Celui qui le conduit,
a depuis long-temps l'habitude de cette
opération, dont il s'acquitte avec le plus
grand succès (9). On reconnoît que le

---

(8) Dans les premiers âges du monde, on
faisoit rissoler les épis du froment, et l'on en
mangeoit ensuite le grain pur ; quelques temps
après on pila le grain : démêlé avec de l'eau,
on le fit cuire, on le mangea en bouillie,
Encyclopédie méthodique art du Boulanger,
pag. 250.

(9) Je le regarde comme l'homme dans la
province le plus capable d'en former d'autres
pour cette opération. En Bretagne et en Touraine, on a des moulins exprès ; mais dans
notre pays, il faut tâcher de réussir avec les
nôtres, ainsi que ce meûnier y est parvenu.

Bris est bien fait, quand l'avoine est parfaitement dépouillée de fon écorce, et que le grain n'est que concassé.

Je n'ai nulle prétention au mérite de cet aliment ; je ne le donne point comme nouveau. Il est usité dans quelques parties de l'Allemagne, dans l'Alsace et les Ardennes ; mais comme il ne l'est pas généralement en France, du moins dans les provinces feptentrionales ; et que je ne connois aucun ouvrage qui l'indique dans les temps de pénurie de froment, je me fais un devoir de démontrer fon utilité dans la crise actuelle (10).

---

(10) Les auteurs qui parlent de l'avoine et de fon gruau, et que je citerai plus loin, fe font bornés à les recommander en tisane dans les maladies inflammatoires, et en bouillie pour nourriture dans les convalescences. A Strasbourg, on fait du gruau d'avoine ; mais il est beaucoup plus fin, plus cher que celui que je propose, et auquel on a donné le nom de *Bris ,* parce que dans fa préparation , l'avoine n'est que grossiérement brisée.

Je me fuis assuré par des expériences faites fur plusieurs personnes, et fur moi-même, que le *Bris* d'avoine réunit les avantages, que j'ai desiré d'y découvrir, pour le fubstituer au pain ordinaire.

1°. *Il est agréable.*

Qu'on le prépare à l'eau simple, au lait, au beurre, à la graisse, à l'huile, au bouillon, ou qu'on en fasse des crêmes, des bouillies (11), il est très-favoureux et même délicat. Plusieurs de ceux à qui j'en ai fait goûter, le préferent au riz, d'autres le trouvent aussi bon. Je ne doute pas qu'après avoir été un aliment de né-cessité, il n'en devienne un d'agrément.

2°. *Économique.*

Pour le démontrer, j'examine d'abord ce qu'il en coûte à l'homme le plus pauvre pour fe nourrir en pain et en légumes chaque jour.

---

(11) On trouvera à la fuite de ce mémoire, les différentes manieres de préparer le *Bris d'avoine.*

J'estime qu'il lui faut deux livres de pain bis, qui, a raison de 2 f. 10 d. l'une, font . . . . 5 f. 8 d.

Les légumes doivent être au moins évaluées à . . . . . 2 »

L'assaisonnement en fel, graisse, huile ou beurre, à . . 1 »

Le bois pour cuire ces légumes pendant près de trois heures, à 2 »

TOTAL . . . . . 10 f. 8 d.

Je me fuis convaincu, en me chargeant de la dépense de la nourriture journaliere d'un pauvre, adulte et en bonne fanté, que dans le temps présent, elle fe porte au total ci-dessus. J'ai pris d'ailleurs, près de différentes personnes, les informations nécessaires, pour favoir fi je ne l'avois pas estimée trop haut.

Le même pauvre a été parfaitement nourri avec deux tiers de livre de *Bris d'avoine*, qui, d'après le calcul qu'on trouvera à la fuite de ce mémoire, font évalués à . . . . 2 f. » d.

L'assaisonnement , tant en fel qu'en graisse , huile, lait ou beurre , est revenu au terme moyen, à 1 6

Le bois brûlé pendant une demi-heure au plus , à . . . 1 »

TOTAL. . . . . . 4 f. 6 d.

Ce qui fait , en faveur de cette feconde nourriture , une différence de 6 fols 2 deniers.

Cet avantage feroit bien plus marqué , fi on préparoit à la fois une grande quantité de *Bris* , pour plusieurs individus. La dépense du bois et des assaisonnemens n'augmenteroit pas dans la même pro-portion.

Si la force de l'habitude du pain em-pêchoit de fe borner uniquement au *Bris* , l'économie diminueroit un peu , mais feroit encore assez importante. Je fuppose en ce cas , et j'en ai fait l'expérience , qu'on mangeroit une livre de pain de 2 f. 10 d.

La moitié de la dose précédente de *Bris*, ... 2 3

TOTAL. . . . . 5 f. 1 d.

On voit que cette maniere ne coûte-
roit que fept deniers de plus, que la
nourriture avec le *Bris* feul.

Je dois observer que cet aliment une
fois préparé, a en outre, au-dessus de
plusieurs légumes, l'avantage de pouvoir
être conservé, et mangé fans avoir besoin
d'être réchauffé : autre moyen d'écono-
miser le bois.

3°. Il peut être *commun*.

La récolte de l'avoine a été générale-
lement abondante ; il y en a des maga-
sins dans un grand nombre de villes,
les campagnes en font pleines. Par-tout
je vois la ressource à côté du besoin,
fans même en priver les chevaux. Cependant s'il étoit nécessaire de diminuer
leurs rations, quel est le fpéculateur

qui , à ce prix , oseroit balancer de fervir l'humanité ?

4°. *Suffisant pour la fubsistance.*

Depuis quelque temps , plusieurs pauvres que je connois , ne mangent rien autre chose. J'en ai gardé chez moi , que j'ai nourris de cette maniere , et pour être plus assuré de ce que j'avance , je n'ai pris aussi , pendant plusieurs jours , d'autres alimens , pas même de vin ; une demi - livre de *Bris* , cuit au lait , m'a constamment fuffi.

Ne pourroit-on pas raisonner par analogie , de la possibilité pour l'homme , de ne vivre que d'un aliment ? Les principales loix de l'économie animale qui le régissent , et celles des animaux , font , à quelques légeres modifications près , absolument les mêmes ; cependant la plupart de ceux-ci carnivores , ou herbivores dans l'état de nature fur-tout , ne vivent que d'un aliment , et ne meurent que de vieillesse ; avantage dont jouissent bien rarement ceux qui , dans l'état de domesticité ,

mesticité , font nourris d'alimens variés. Les anciens, excepté dans ces époques de l'histoire , où ils ont été livrés au luxe et à la débauche , ne connoissoient pas , comme nous, la diversité des mets. En Amérique , des peuples commerçans emportent avec eux , dans leurs longues courses , du gruau de maïs , le délaient dans l'eau , et ne fe nourrissent que de cette maniere (12).

On fait que les Scythes voyageoient avec une plante dont ils tiroient le même avantage. La plupart des Orientaux ne vivent que de riz préparé à l'eau. On trouve des pays immenses , dont les habitans ne mangent que des racines, des fruits, des légumes, du gibier, fans mêlange. Pourquoi fur-tout , dans un temps de détresse , l'indigent ne pourroit-il pas fe borner à l'usage d'un aliment aussi favoureux, aussi nourrissant que le *Bris*,

______

(12) *Culture et usage du Maïs dans l'Amérique*, par le Professeur *Kulm*.

B

ou du moins en profiter , pour consom-
mer le moins de pain possible (13) ? on
s'accoutumeroit à n'user que d'un mets ,
comme on fe fait à peu manger ; on est
même alors plutôt rassasié , parce qu'à
chaque aliment différent que l'on prend,
la variété des fucs , des assaisonnemens
excite un appétit fouvent factice et d'an-
gereux qu'on n'éprouve point par l'usage
d'un feul , fur - tout lorsqu'il est aussi
doux que le *Bris*.

Il faut à l'homme moins de nourriture
qu'on ne le croit communément. On est
furpris, dit *M. Parmentier*, de voir la
grande quantité d'alimens qu'il prend, et
la petite quantité de fucs nourriciers qu'il
en retire pour fa nutrition (14). Il est

---

(13) Les Bretons fe nourrissent communément d'une forte de bouillie qu'ils nomme *fur :*
elle ressemble au riz, ou gruau, excepté qu'elle
a quelque chose de plus insipide. Ces peuples
jouissent d'une bonne fanté et font très-forts.
Jacquin, de la fanté, pag. 117.

(14) *Recherches fur les végétaux nourrissans,*
pag. 405.

certain que plus on furcharge l'estomac , plus la digestion est lézée , et moins les fucs nourriciers qui en résultent , ont les qualités nécessaires pour la nutrition, de forte qu'il est vrai de dire avec *Sanctorius* , que celui qui mange plus qu'il ne faut , fe nourrit moins qu'il le doit.

Mais , dira-t'on , le régime animal convient à l'homme , le rend plus vigoureux , la chair est faite pour nourrir la chair , etc. Je répondrai , avec *M. Parmentier* , dans l'examen qu'il a fait des avantages de la nourriture végétale , que les Romains , pendant long-temps , ne fe font nourris que de grains et de légumes (15) ; les Gaulois ,

---

(15) Tant que les Romains et les Grecs vécurent fobrement , ils en imposerent à toute la terre ; mais lorsque le luxe leur eût présenté , dans les funestes dépouilles des nations vaincues , des alimens nouveaux et des assaisonnemens rafinés , ils dégénérerent bientôt , au point de fervir de trophée à des peuples barbares , mais fobres. *Jacquin , de la fanté ,* pag. 91.

B 2

de fruits et de racines ; que les Perses, les Russes, les Tartares font un grand usage des farineux, et que l'orge étoit le feul aliment des gladiateurs ; le taureau, ajoute-t'il, qui broute l'herbe, n'est-il pas aussi fort que le lion, qui est carnivore (16).

Ce n'est pas que je prétende qu'il foit nécessaire de renoncer au régime animal. Je fais ce qu'on doit accorder à l'empire de l'habitude. Je ne fais ces observations que pour prouver au peuple, que fi les circonstances exigent qu'il ne vive que de végétaux, il ne doit en avoir nulle inquiétude pour fa fanté (17).

Le moral gagneroit peut-être autant que

---

(16) *Recherches fur les végétaux nourrissans,* pag. 377 et 378.

(17) On peut citer, à l'appui de cette assertion, le Capitaine *Cook,* qui, dans fon fecond voyage aux îles de la mer du fud, a conservé tout fon équipage (à l'exception d'un phthisique) par le régime végétal, et principalement par l'usage de la *Sauer-kraut* et de la *Dré-che.*

le physique au régime végétal ; le carnivore, dit *M. Parmentier*, est féroce, or-
gueilleux ; l'ichtyophage chétif, petit et
sans industrie, tandis que ceux qui ne se
nourrissent que de végétaux, sont doux,
humains, et moins exposés aux maladies.
Y a-t'il parmi les Indiens une race plus
compatissante que celle des Banians? Elle
ne vit que de lait, de fruits et de légumes
(18). Nous ne sentons pas assez combien
la nature des substances, avec lesquelles
nous réparons notre frêle machine, influe
sur le jeu de l'esprit, et particuliérement
sur les affections de l'ame.

5°. *Sain.*

Sous ce rapport il est peut-être plus
important qu'on ne le croiroit d'abord
comme aliment. Je dois, par des autorités
respectables et des expériences non-sus-
pectes, prouver au public, qu'en lui pré-
sentant cette ressource, j'ai concilié l'in-

---

(18) *Recherches sur les végétaux nourrissans,*
pag. 376 et 377.

térêt de fa fanté avec celui de fon exis-
tence. Cette précaution me paroît essen-
tielle ; plusieurs personnes ayant répugné
de profiter de cette économie , dans la
crainte d'en devenir victimes par des maladies. J'espere que cette défiance cédera
à mes observations, et aux fentimens des
auteurs célébres, dans les ouvrages des-
quels on ne trouve que des réflexions
avantageuses fur l'emploi de l'avoine ,
foit en femence, fous la forme de tisane ,
foit en gruau , fous la forme de bouillie,
de crême , etc. etc. On y lit les passages
fuivans.

Dans *Hypocrate* , « *Avena in cibo et
» forbitione fumpta , humectat et refri-
» gerat* (19) ».

Dans *Hecquet* , « l'avoine ou fon
« gruau , fait des bouillons très-utiles dans
» les plus grandes maladies. Elle est fort
» bonne dans les maux de poitrine (20)».

---

(19) *De victûs ratione* , *lib. 11. fect. IV.*
(20) *Medecine des pauvres* ,tom. IV. p. 39.

Dans *Lieutaud*, « le gruau d'avoine
» est regardé comme un aliment adou-
» cissant, il est même assez estimé pour
» être prescrit comme aliment médica-
» menteux (21) ».

Dans la *Nouvelle Maison rustique*, « le
» gruau n'est autre chose que de l'avoine
» mondée, c'est-à-dire, dont on a ôté la
» peau, qu'on fait fécher au four, et
» qu'on réduit ensuite en farine grossiere
» dans certains moulins faits exprès, dont
» on fépare le fon fans bluteau ; on fait
» avec le gruau des bouillons, des crêmes,
» des breuvages très-fains, et ces précau-
» tions peuvent même fuppléer aux gelées
» de viande, d'autant plus que l'avoine
» nourrit encore plus que l'orge ; le meil-
» leur nous vient de Touraine et de Bre-
» tagne.... l'avoine est rafraîchissante pour
» l'homme (22) ».

---

(21) *Précis de médecine pratique*, tom. II.
Traité des alimens, pag. 395.

(22) Article *avoine* pag. 591.

Dans *Vitet*, médecin, « la femence
» d'avoine nourrit légérement, tempere la
» foif et la chaleur dans les maladies in-
» flammatoires, et les fievres aigues avec
» fécheresse de la bouche, avec chaleur
» dans l'abdomen et ardeur d'urines.
» Quelquefois elle calme la toux essen-
» tielle, la toux convulsive, l'asthme con-
» vulsif, le rhume catarrhal, la colique
» néphrétique par des graviers, la diar-
» rhée par des médicamens âcres. Faites
» cuire l'avoine gruée ou la farine d'orge
» dans du lait, ou du bouillon, ou de
» l'eau, fuivant l'indication, jusqu'à
» consistance plus ou moins épaisse pour
» nourriture (23) ».

Dans *Valmont de Bomare*, « l'avoine
» est très - utile en médecine, les mé-
» decins Anglois ne nourrissent leurs
» malades qu'avec des bouillons d'a-
» voine. En Bretagne et en Touraine,

____

(23) *Matiere médicale réformée de Lyon*,
article *avoine*.

» on la dépouille de son écorce et on la
» réduit en poudre grossiere dans des
» moulins faits exprès, on la nomme
» gruau; on en fait une boisson pectorale,
» adoucissante, légérement apéritive, pro-
» pre aux personnes échauffées, maigries
» par de longues maladies ; on le fait
» bouillir dans du lait, dans du bouillon;
» ces décoctions font bonnes pour la poi-
» trine et pour la toux. On fait avec le
» gruau et le lait une forte de bouillie,
» qui fournit un aliment plus léger que
» le riz et l'orge mondée. Les Anglois et
» les Polonnois font de la bierre avec de
» l'avoine, et même préférable, à certains
» égards, à celle que l'on fait avec
» l'orge (24).

Enfin, dans la médecine domestique
de *Buckan*, on voit que ce docteur con-
seille, dans beaucoup de maladies,
l'avoine et son gruau en boissons ra-

---

(24) *Dictionnaire de l'histoire naturelle*,
article *avoine*.

fraîchissante , adoucissante , et comme aliment.

Je pourrois encore ajouter beaucoup d'autorités aux précédentes , mais celles-ci me paroissent ſuffire, pour rassurer le peuple , lui prouver que l'avoine ne contient aucuns principes capables , à la longue, d'altérer ſa ſanté , et que l'opération qu'on lui fait ſubir pour extraire le *Bris* , ne les change point , mais rapproche au contraire davantage , ceux qui ſont vraiment nutritifs.

Cependant les auteurs cités ne paroissent point avoir employé cette ſubstance comme aliment habituel : pour mieux déterminer la confiance qu'elle mérite à ce titre , il a fallu des expériences dont je pusse répondre. En conſéquence , ainsi que je l'ai déja annoncé , je me ſuis mis , en même temps que plusieurs personnes, pendant plusieurs jours, à ſon usage , pour toute nourriture. J'affirme que nous en avons été parfaitement rassasiés à la dose de deux tiers de livre, au terme moyen par chacun de nous; que nous n'avons éprouvé aucun embarras, de digestion, et que nous nous fommes constamment trouvés dans le meilleur état de fanté, fous tous les rapports.

Je connois une famille, composée de dix individus, qui s'alimente de cette maniere avec le même fuccès. Un citoyen de Briey a la respectable habitude, depuis vingt ans, de foutenir par ce fecours, dans les temps malheureux, une partie des pauvres de cette ville, fans aucun inconvénient pour leur fanté : il n'y a eu, à dater de cette époque, aucune maladie populaire dans cet endroit; je fuis même très-porté à croire, que le *Bris*, en fa qualité d'aliment falubre, feroit propre à en prévenir le danger, et à en éviter un grand nombre. Je veux parler de celles qui réfultent principalement de la mauvaife nutrition (25).

---

(25) Je fais que la plus grande partie des

Voici comme j'établis ma maniere de voir.

Il n'est que trop prouvé que les alimens de mauvaise nature, font la plus commune des causes prédisposantes des épidemies ; celles que nous observons le plus souvent dans notre climat, font, en général, ou des fievres catarrhales, bilieuses, toujours disposées à la putridité, ou des dissenteries aussi bilieuses. Les unes et les autres font le produit d'un résidu de digestion lézée, fixé principalement dans les premieres voies, et d'une transpiration fréquemment répercutée fur la

---

maladies épidémiques, vient de la constitution de l'air ; mais il faut convenir que cette cause déterminante, agit bien plus puissamment fur les fujets dont les humeurs font dépravées par une mauvaise nourriture. Ce n'est, fans doute, que de cette maniere, qu'on peut expliquer, pourquoi parmi ceux qui font exposés aux mêmes variations de l'atmosphere, et aux mêmes causes extérieures épidémiques, il y en a qui en évitent les effets.

poitrine , fur la gorge , etc., dans les fie-vres catarrhales , et particuliérement fur les intestins , dans les dissenteries.

Il est évident que , moins la nourriture des individus attaqués de ces maladies , aura été propre à former un chyle doux , plus les humeurs , qui en feront dérivées , par conséquent le fuc gastrique , l'intes-tinal , la bile , la transpiration , etc. , feront elles-mêmes vitiées et fusceptibles de putridité. Il fuit delà , par une raison contraire , que les alimens capables d'être digérés à l'avantage de celui qui en fait usage , le prémuniront , non-feulement contre le plus grand nombre des causes internes de dérangement de fanté , mais le rendront encore moins accessible aux effets des externes , ou les lui feront plus faci-lement furmonter (26). Si donc il est

---

(26) Je préviens mes confreres , que je ne prétends point les instruire , en raisonnant ici fur l'œthiologie des maladies épidémiques ; elle est généralement reconnue des personnes de

vrai que le *Bris d'avoine* est une nourriture plus falutaire que celle dont la classe indigente s'alimente habituellement, on est en droit de conclure qu'il peut prévenir des maladies putrides très-graves, qui infectent bientôt l'air, et attaquent ensuite le riche comme le pauvre. L'art du médecin consiste, au moins, autant à éloigner le danger qu'à le dissiper ; c'est principalement fous ce rapport, que j'ai fenti la nécessité de mettre dans les mains du peuple, un aliment, en quelque forte, préservatif (27). D'après des considérations aussi impor-

---

l'art ; mais je dois la présenter à la partie du public qui l'ignore, afin de lui faire mieux fentir fon intérêt à n'user que d'alimens fains.

(27) En 1786, j'ai traité dans le pays Verdunois, par ordre de M. Depont, Intendant des Trois-Évêchés, deux épidémies ; l'une à Louvemont, et l'autre à Ville-devant-Chaumont, que j'ai plutôt dissipées par l'usage des bons alimens, que par celui des moyens pharmaceutiques.

tantes, je ne crois pas qu'on puisse balancer pour user de la ressource que je
présente. Je ne me dissimule cependant
point qu'on me fera des objections.

On dira que l'économie que je prétends établir, diminuera à proportion
que la consommation de l'avoine aug-
mentera : cela peut être ; mais son prix
ne deviendra jamais aussi considérable
que celui du bled ; elle feroit d'ailleurs
toujours assez utile, quand elle n'auroit
que l'avantage de diminuer l'emploi de
celui-ci, de nous dédommager de la rareté
de toute autre substance nutritive, et que
fait-on, peut-être de l'impossibilité de s'en
procurer. Ce n'est pas la cherté du froment
qui alarme le plus , mais la difficulté
d'en avoir , même aux plus grands sacri-
fices (28).

On cherchera encore à affoiblir le

---

(28) La récolte de 1789 a été médiocre dans
une partie de cette province ; quelques villages
n'ont recueilli en bled, que pour la semence.

mérite du *Bris d'avoine* , en disant que bien des personnes ne pourront renoncer au pain. Je réponds que celles qui font réduites à un extrême besoin , s'efforceront volontiers d'assujettir leurs goûts à la nécessité impérieuse de la circonstance ; et que les autres concilieront facilement cet aliment avec leur habitude pour le pain , dont par ce moyen ils diminueront la consommation dans la proportion que j'ai indiquée plus haut.

Le riche y prendra goût. Dans un temps de calamité , il ne rougira point de recourir aux moyens économiques , ni de fe borner , comme le pauvre , à l'absolu nécessaire ; il fe trouvera toujours assez heureux de l'avantage qu'il a de pouvoir. le foulager. S'il est vrai , comme on le répete tous les jours , que nous fommes tous de la même famille , c'est fur-tout l'opulent qui le prouvera. Le fastueux même ne fe dérobera plus au fpectacle de la misere du peuple , tant qu'il fentira que ce qu'il consacroit à l'ostentation , peut avoir un

objet

objet plus digne de lui , tout alors fera mis à profit pour l'intérêt commun.

Je fuis persuadé que toutes les ames honnêtes faisiront, avec l'empressement le plus touchant , le moyen que je leur offre , pour fecourir ceux dont l'indigence les affecte fi douloureusement. L'homme est en général , par fa nature , plus compatissant qu'on ne le pense ; fon cœur , lorsqu'il peut écarter les prestiges de l'imagination , résister aux charmes trompeurs de l'ambition, n'a point , au vrai, de plus puissant intérêt que celui du bonheur de fes freres ; fournissez-lui des ressources pour tourner ce fentiment à l'avantage des êtres fouffrans , avec lesquels il est toujours disposé à s'identifier, vous lui faites éprouver une jouissance trop délicieuse , pour qu'il ne recherche pas l'occasion de s'y livrer.

Si quid nosti rectiùs istis ,
Candidus imperti, finon , his utere mecum?

C

INSTRUCTION

Pour faire le Bris d'avoine.

Il faut :

1°. Vanner l'avoine, de maniere qu'elle foit parfaitement nettoyée, et qu'elle ne contienne, s'il est possible, aucun autre grain.

2°. La placer dans un four immédiatement après qu'on en a enlevé le pain, la remuer avec un bâton pour la fécher également, veiller attentivement à ce qu'elle ne grille pas, mais foit, ce qu'on nomme dans les Ardennes, *groullée*. On reconnoît qu'elle l'est fuffisamment, lorsqu'elle pétille assez pour lever la premiere écorce.

3°. Après cette opération, la vanner de nouveau, et de fuite la porter au moulin. Il est essentiel, ainsi que je l'ai dit dans mon mémoire, que le moulin foit petit, *battu* ou *piqué de vieux*, la meule légere , en parfait équilibre , et assez soulevée : fans ces précautions l'avoine fera réduite en farine. Trois ou quatre tours de roue fuffisent ordinairement.

4°. Au fortir du moulin , la vanner au petit van , jufqu'à ce qu'elle foit entiérement dépouillée de fa paille , la passer ensuite au crible. Pour que le *Bris* foit le plus beau possible , il convient de le tamiser à travers trois cribles progressivement plus fins les uns que les autres ; celui dont on fe fert pour la navette , est le dernier à employer.

J'ai fait préparer felon cette méthode , dans un petit moulin à Briey , une quarte d'avoine, mesure de Bar , de la meilleure qualité , pesant avant de la mettre au four . . . . 85 liv.
Après en avoir été enlevée . . 80
Réduite en *Bris* . . . . . 34 (*)

______

(*) Il est intéressant de remarquer que la quarte d'avoine produisant 34 liv. de *Bris* , peut nourrir 51 personnes , tandis que , réduite en

En ajoutant aux 4 l. qu'elle a coûtées, 15 fols pour frais de moulin, on aura 4 liv. 15 fols pour prix total des 34 livres de *Bris*; ainsi en divisant 95 fols par 34, le quotient 2 f. 9 ^{d}. $\frac{9}{17}$ indiquera le prix de la livre.

Je ne fais point entrer en compte les frais de dessiccation, parce que partout où on fabrique du pain, ils deviennent nuls, et que dans les autres endroits on trouvera facilement le moyen de sécher l'avoine, fans faire un feu exprès. Il ne faut que le bois nécessaire pour produire une chaleur très-douce. Cependant dans la crainte d'être accusé de n'avoir point compris dans l'évaluation du *Bris*, tous ces frais de fabrication à la rigueur, je porte à 3 fols le prix de la livre de celui que j'ai fait préparer, et pour prouver combien je fuis éloigné de chercher à furprendre le public en faveur de

---

farine, elle fourniroit à peine 52 livres de pain, qui fuffisent au plus pour la fubstance de 25.

l'économie de cet aliment, je l'ai estimé d'après le plus haut prix actuel de l'avoine.

MANIERE de préparer le Bris *comme aliment, pour la subsistance journaliere d'un homme adulte & en bonne santé.*

PRENEZ deux tiers de livre de *Bris* d'avoine, versez par dessus suffisante quantité d'eau pour le laver, agitez-le, laissez-le reposer, et jettez l'eau avec les matieres étrangeres qu'elle contient. Faites bouillir deux pots d'eau dans un vase de terre, s'il est possible ; ajoutez le *Bris* dans le moment de l'ébullition , faites-le cuire pendant une demi-heure au plus , avec l'attention de le remuer par intervalle. Un petit instant avant de le retirer du feu , vous y mêlerez une once de sel et une chopine de lait ; cette ration coûte en *Bris*. . . . . 2 f. » d.

En sel, une once, à raison de 4 f. la livre . . . . . » 3

En lait, une chopine . . . **1** **3**
En bois, au plus. . . . 1 »

       Total . . . 4 6 d.

On peut rendre cet aliment encore plus économique, en fubstituant au lait une demi-once d'huile de navette, qu'on fait frire avec un oignon ; celui-ci étant estimé au plus 3 d. et la demi-once d'huile 6, on gagne 9 den. fur la ration précédente.

J'indiquerai donc cette feconde maniere, comme préférable pour les pauvres ; elle deviendra bien plus avantageuse par une moindre consommation de bois, quand on en fera, à la fois, une plus grande quantité.

Dans les hôpitaux, dans les dépôts de mendicité, le *Bris* pourra remplacer, à la fatisfaction des malades, le pain destiné à leurs foupes ; pour cela on le fera cuire dans le bouillon, à la maniere du riz. Les personnes aisées en useront de même, ou le prépareront avec du lait, en crême, où en bouillie. Sous tous ces rapports, on voit augmenter l'agrément et l'utilité de cet aliment.

EXTRAIT

Des Registres des Délibérations du Comité-Municipal de Metz.

Du 28 janvier 1790.

CE jour, à l'ouverture de la séance, un de Messieurs du Bureau des subsistances, a rendu compte de l'examen qui avoit été fait d'un Mémoire relatif à l'usage du BRIS D'AVOINE, présenté par M. Wacquant, Médecin de l'hôpital militaire et des pauvres de cette ville.

LE COMITÉ-MUNICIPAL, en applaudissant au zele éclairé et patriotique de l'Auteur, convaincu d'ailleurs de l'utilité qui doit résulter de la publicité de ce mémoire, sur-tout dans les circonstances présentes, a décrété : 1°. qu'il seroit imprimé et distribué ; 2°. que l'on feroit venir de Briey, un Meûnier exercé à préparer l'espece de gruau qui fait l'objet du Mémoire, pour en indiquer et faciliter la pratique aux Meûniers, tant de la ville que des campagnes voisines ; et qu'expédition de la présente délibération seroit délivrée à M. Wacquant, en témoignage de la satisfaction du Comité municipal.

FAIT à Metz, au Comité municipal, ledit jour 28 janvier 1790.

Collationné, *signé*, FENOUIL.

Extrait des Registres de la Société royale de Médecine.

MESSIEURS DE JUSSIEU, DEHORNE, TESSIER et HALLÉ, Commissaires nommés par la Société royale de Médecine, pour lui rendre compte d'un ouvrage de M. Wacquant, Médecin à Metz, ayant pour titre : *Avis au public sur l'usage du Bris ou Gruau d'avoine, comme aliment aussi sain et plus économique que le pain ordinaire*, en ayant fait un rapport très-avantageux, la Compagnie a pensé que cet ouvrage méritoit son approbation, et d'être imprimé sous son privilege.

Certifié véritable, à Paris, ce 6 février 1790. Signé VICQ-D'AZYR, *Secrétaire perpétuel*.

N. B. En conséquence du Décret ci-dessus,
le Comité-Municipal a fait venir le Meûnier de
Briey, pour instruire un ou plusieurs Meûniers
de Metz, fur la fabrication du *Bris d'avoine*.
Il n'a point été possible de trouver dans cette
ville, un moulin propre à l'expérience. Celui
du village de Moulins ayant paru plus conve-
nable, on y a fait un essai, mais fans beaucoup de fuccès, parce que la meule n'en est pas
assez légere. En attendant qu'on découvre, dans
les environs, une usine commode, le Meûnier de
Briey s'engage à fournir à la Municipalité, le
Bris à raison de 2 fols 6 deniers la livre rendu
à Metz, ce qui diminue encore le prix de la
ration de 4 deniers. Ainsi, préparée à l'huile,
comme il est indiqué à la fin de l'instruction,
elle ne coûtera, tous frais compris, que 3 fols
5 deniers. Cette même personne offre d'en faire
pour toutes celles qui lui en demanderont, et
d'en établir un dépôt dans cette Ville.